AF590238

AMBROISE PARÉ

ET LA

CHIRURGIE CONTEMPORAINE

DISCOURS PRONONCÉ A LA SÉANCE DE RENTRÉE

de l'École de Médecine et de Pharmacie d'Angers,
le 5 novembre 1883

PAR

Le Dr GUSTAVE MAREAU

Professeur suppléant des chaires de Chirurgie et d'Accouchement,
(chargé du cours de Médecine opératoire et de Chirurgie d'armée)
Professeur d'Anatomie à l'École des Beaux-Arts.

ANGERS
IMPRIMERIE LACHÈSE ET DOLBEAU
4, Chaussée Saint-Pierre, 4

1883

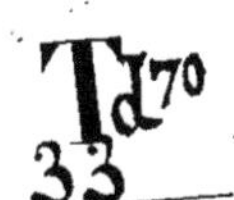

AMBROISE PARÉ

ET LA

CHIRURGIE CONTEMPORAINE

ANGERS. — IMPRIMERIE LACHÈSE ET DOLBEAU.

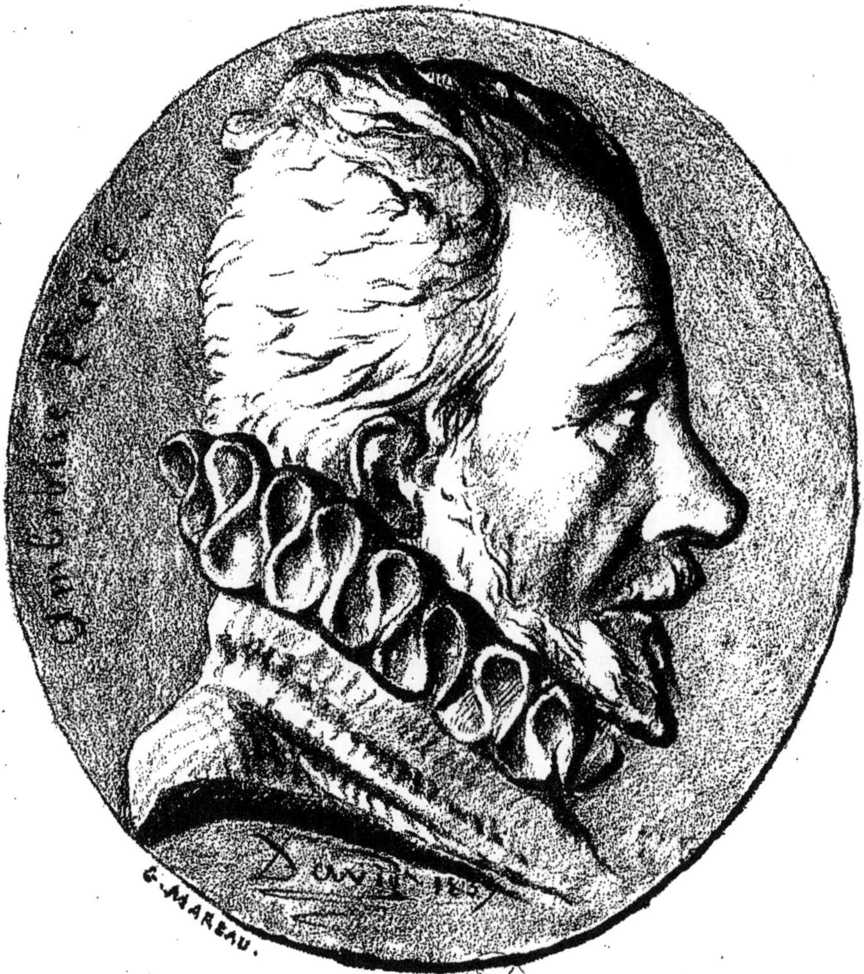

Ambroise Paré

G. MAREAU.

AMBROISE PARÉ

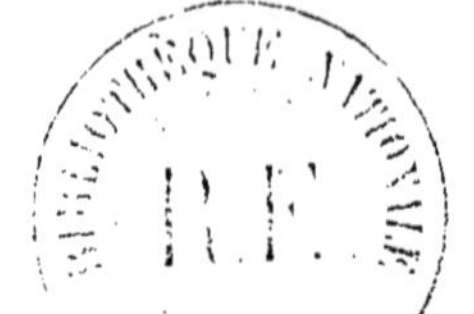

ET LA

CHIRURGIE CONTEMPORAINE

DISCOURS PRONONCÉ A LA SÉANCE DE RENTRÉE

de l'École de Médecine et de Pharmacie d'Angers,
le 5 novembre 1883

PAR

Le Dr Gustave MAREAU

Professeur suppléant des chaires de Chirurgie et d'Accouchement,
(chargé du cours de Médecine opératoire et de Chirurgie d'armée)
Professeur d'Anatomie à l'École des Beaux-Arts.

ANGERS
IMPRIMERIE LACHÈSE ET DOLBEAU
4, Chaussée Saint-Pierre, 4

1883

Présidence de M. DUCOUDRÉ,

Inspecteur d'Académie

MONSIEUR L'INSPECTEUR,

MESSIEURS,

AU FOND de la galerie David, cette collection peut-être unique au monde qui fait la gloire du Musée d'Angers, au milieu de ce peuple de grands hommes parmi lesquels le médecin trouve des visages amis et vénérés, l'illustre Bichat, Ollivier et Béclard nos compatriotes, Billard, de Pellouailles, Orfila, Magendie, Broussais, Geoffroy Saint-Hilaire, etc., une sombre et étrange figure se dresse, qui attire particulièrement l'attention et vous arrête.

C'est un homme dans le costume du XVIe siècle. Debout, la tête encadrée dans une large collerette Henri III, il porte sur ses traits l'empreinte d'un autre âge et des fortes pensées. Une main est relevée jusqu'aux lèvres, dans l'attitude de la méditation, tandis que l'autre est étendue vers des instruments bizarres qui semblent inventés pour la torture. A ses pieds, des livres, une arquebuse, des parchemins, assemblage étrange qui ajoute encore à l'expression mystérieuse répandue dans toute cette figure.

Sur le socle est une inscription :

Je le pansay, Dieu le guarist.

C'est Ambroise Paré. C'est le père de la chirurgie française.

Cet homme, dont le nom est resté populaire comme ceux de Colomb et de Guttemberg, représente, en effet, pour l'art chirurgical, la grande époque de la Renaissance. A lui revient la gloire d'avoir jeté un peu de lumière sur les ténèbres épaisses du moyen âge, d'avoir osé s'insurger contre les pratiques barbares de son époque, d'avoir apporté dans la science cet esprit de méthode et d'observation qui amène les grandes découvertes. Avant lui, c'était le chaos; après lui, les efforts se multiplient, des progrès nombreux s'accomplissent, les noms illustres se succèdent, sans toutefois amener dans la pratique une transformation radicale comme celle qui marque le xvie siècle. Au xixe siècle, à nos contemporains, était réservé l'honneur de découvertes qui font faire à la chirurgie un nouveau pas, mais cette fois un pas de géant.

C'est pourquoi je n'hésite pas à établir un parallèle entre le siècle d'Ambroise Paré et le nôtre, les considérant tous les deux comme des époques de révolution auxquelles se rattachent des noms qui ont également droit au souvenir et à la reconnaissance de l'humanité.

J'espère que l'ombre du grand homme ne m'en voudra pas de lui comparer ses petits-fils de trois siècles, et ceux-ci ne pourront pas s'en plaindre.

Ambroise Paré est presque un compatriote : il naquit au Bourg-Hersent, près Laval, vers 1507. Sa première éducation fut assez négligée, car ses parents étaient d'une condition très médiocre. Il passa quelques années de son enfance à Angers où il commença probablement ses études, puis vint à Paris et se plaça comme apprenti barbier, tout en fréquentant assidûment l'Hôtel-Dieu. Enfin, reçu maître barbier-chirurgien, il tint boutique et eut désormais, par brevet de la docte Faculté de médecine, le droit de s'occuper « *de la curation des clouds, bosses, anthrax et charbons, ainsi que de la phlébotomie.* » Là devaient, en effet, se borner les fonctions des barbiers-chirurgiens, bien que de fréquentes incursions sur un domaine chirurgical plus élevé fussent l'occasion de luttes continuelles entre la confrérie des barbiers et celle des vrais chirurgiens, plus lettrés, mais souvent aussi moins habiles, le collège de Saint-Côme.

Bientôt entraîné dans les guerres continuelles de cette

époque tourmentée, il acquit rapidement une grande expérience des blessures par armes de guerre, et publia son premier ouvrage qui fut le signal de la réforme : « *La méthode de traicter les plaies faites par les hacquebutes et autres bâtons à feu : et de celles qui sont faictes par flèches, dards et semblables : aussi des combustions, spécialement faictes par la pouldre à canon : composé par Ambroyse Paré, maître barbier-chirurgien à Paris.* »

Sa renommée devint telle, que le collège de Saint-Côme, bien que jaloux de ce barbier qui empiétait sur ses droits et n'entendait même pas le latin, chose grave à cette époque où les prétendus savants se seraient cru déshonorés s'ils avaient parlé une autre langue dans leurs leçons et leurs discussions, jugea prudent de se l'attacher.

A partir de ce moment la fortune du jeune chirurgien s'accrut vite : après avoir joui de la faveur des grands seigneurs et de Henri II, il devint premier chirurgien et conseiller de Charles IX, et plus tard de Henri III.

Son génie se révélait chaque jour par de nouvelles audaces et des cures merveilleuses. Il avait trouvé la chirurgie dans une décadence complète : tandis que les autres arts avaient déjà pris leur essor et étaient sortis du sommeil dans lequel ils avaient été plongés si longtemps, l'art chirurgical était resté enveloppé dans les nuages de la scolastique et de la superstition. Les vieilles traditions elles-mêmes étaient perdues et la science des chirurgiens se résumait à peu près à la connaissance d'un certain nombre de recettes plus ou moins ridicules, de baumes prétendus merveilleux, hors desquels il n'y avait pas de salut pour le malheureux blessé. Les hommes les plus sérieux croyaient même à l'utilité de certaines paroles magiques pour hâter l'action de leurs onguents : ainsi, Marianus, élève de Vigo, indique encore vers le milieu du XVIe siècle « *la manière de guérir les blessures les plus graves par le seul moyen de l'eau claire, vive et douce, en y ajoutant quelques paroles, car toute la médecine consiste dans les paroles, dans les herbes et dans les pierres.* »

A Paris même, une grande partie de la chirurgie était abandonnée aux barbiers absolument illettrés; les chirurgiens titrés, le collège de Saint-Côme, dédaignant beaucoup d'opérations, et la docte Faculté méprisant profondément tout ce qui touchait la lancette ou le couteau, mettant au même rang chirurgiens et barbiers.

Dans les campagnes et dans les petites villes des empiriques ambulants faisaient toute la chirurgie. C'étaient des spécialistes : il y avait les inciseurs de pierres, les herniers, les abatteurs de cataractes, les rebouteurs, les arracheurs de dents, les triacleurs, etc.

La chirurgie d'armée était pitoyable : toutes les plaies d'arquebuses étant considérées comme venimeuses, étaient d'abord traitées par l'huile bouillante que l'on répandait à flots dans le trajet des balles, dans les articulations, en un mot dans toutes les plaies causées par les projectiles d'armes à feu; les plaies d'amputation étaient invariablement et largement cautérisées au fer rouge, car on n'avait pas d'autre moyen d'hémostase. Ensuite, des onguents plus ou moins barbares trouvaient leur emploi, si le malade n'avait pas succombé pendant l'opération même, par excès de douleur ou plus souvent encore par hémorrhagie. La corne de licorne était un remède précieux et un antidote infaillible contre tous les poisons : le roi s'en servait; la mumie était aussi en honneur. Il fallait être audacieux et avoir une grande autorité pour attaquer et renverser des préjugés aussi bien enracinés.

Ambroise Paré eut cette audace et cette autorité. Son esprit ne se laissa pas dominer par tout ce fatras de doctrines arriérées, et peut-être dut-il un peu cette liberté d'allures, cet esprit philosophique si remarquable pour l'époque, à ce défaut d'instruction première qui laissait son génie libre de toute entrave!

Disons aussi qu'il était né au bon moment. L'Italie, l'Allemagne, la France, avaient déjà produit plusieurs hommes éminents qui avaient essayé de tirer la science de ses langes; et, en même temps que lui, à ses côtés, en Belgique, naissait un puissant génie, André Vésale, qui donna à l'anatomie un essor inconnu jusqu'alors et dont les travaux, rapidement répandus par l'imprimerie nouvellement découverte, vinrent puissamment seconder notre grand chirurgien. Aussi ne faut-il pas être trop surpris de trouver dans ses ouvrages de nombreux emprunts faits à Vésale, à Guy de Chauliac, à Vigo, etc.

Quoi qu'il en soit, à lui seul appartiennent les deux grandes découvertes qui transformèrent la chirurgie d'armée.

Dans ses premières campagnes, à l'exemple de ses confrères, il cautérisait toutes les plaies par armes à feu avec de l'huile bouillante. Un jour cette huile vint à manquer. Voici comment il raconte lui-même la chose dans son livre sur les plaies par arquebuses : « *En fin, mon huile me manqua et fus contraint d'appliquer en son lieu un digestif fait de jaune d'œuf, huile rosat et térébenthine. La nuit je ne pus bien dormir à mon aise, pensant que par la faute d'avoir cautérisé, je trouvasse les blessés où j'avais failli à mettre de ladite huile morts empoisonnés : qui me fit lever de grand matin pour les visiter. Où outre mon espérance trouvay ceux auxquels j'avais mis le médicament digestif, sentir peu de douleur à leurs playes, sans inflammation et tumeur, ayans assez bien reposé la nuit : les autres où l'on avait appliqué ladite huile, les trouvay fébricitans avec grande douleur, tumeur et inflammation aux environs de leurs playes. A donc je me déliberay de ne jamais plus brusler ainsi cruellement les pauvres blessés des harquebusades.* »

Ainsi il n'hésita pas, dès le début de sa pratique, à rejeter complètement la doctrine soutenue par les hommes les plus autorisés de son époque et supprima complètement l'usage de l'huile bouillante : le hasard avait commencé la découverte, la hardiesse de son jugement la compléta.

Il arriva même bientôt à abandonner un baume merveilleux, sa fameuse huile de petits chiens dont il avait obtenu le secret, avec beaucoup de peine, d'un chirurgien de Turin : « *pour ce lui fis la cour près de deux ans et demy,* » nous dit-il. Il remplaça tout cela par un pansement plus ou moins occlusif avec des liquides huileux ou alcooliques auxquels il a toujours soin d'ajouter quelque substance résineuse, comme l'aloës, la térébenthine, le sang-dragon. Il fit voir que les plaies traitées ainsi guérissent mieux et plus vite, au grand étonnement et au grand scandale de ses confrères et à la grande joie des blessés.

La seconde découverte est celle de la ligature des artères, qu'il substitua, dans les amputations, à l'emploi du fer rouge, comme moyen hémostatique. « *Lors que l'amputation du membre est faite,* dit-il, *il faut promptement lier les grosses veines et artères si ferme qu'elles ne fluent plus. Ce qui se fera en prenant lesdits vaisseaux avec tels instruments nommés becs de corbin. De ces instruments faut pinser lesdits vaisseaux (ce qui n'est mal-aisé à faire, par ce qu'on voit le sang jaillir par iceux) les tirant et amenant hors de la chair dans laquelle se sont retirés et cachés soudain, après l'extirpation du membre, ainsi que font tout autres parties coupées, tousjours vers leur origine. Ce faisant il ne faut être trop curieux de ne pinser seulement que lesdits vaisseaux : pour ce qu'il n'y a danger de prendre avec eux quelque portion de la chair des muscles ou autres parties : car de ce ne peut advenir aucun accident : ains avec ce l'union des vaisseaux se fera mieux et plus seurement que s'il n'y avait seulement que le corps desdits vaisseaux compris en la ligature. Ainsi tirés on les doit bien lier avec bon fil qui soit en double.* »

On trouve bien, signalée dans différents ouvrages antérieurs, la possibilité de lier les veines et les artères, dans certains cas pathologiques, par exemple pour la cure des varices et des anévrismes, mais à Paré revient le vrai mérite d'avoir appliqué le premier ce moyen aux plaies d'amputation et d'en avoir rapidement vulgarisé l'usage.

Telles sont les deux découvertes qui suffiraient à justifier la renommée du chirurgien du XVIe siècle, si l'ensemble de ses ouvrages sur la chirurgie en général, sur les plaies par arquebuses, les plaies de tête, les hernies, l'anatomie et la médecine légale inconnue avant lui, ne venaient pas affirmer la puissance de son génie et en faire un homme réellement extraordinaire pour son époque.

Aussi, lorsque cette brillante intelligence s'éteignit, en 1590, la science sembla vouloir retomber dans la nuit profonde d'où il l'avait tirée : il ne se trouva pas une seule main assez ferme pour soutenir l'édifice qu'il avait élevé et continuer son œuvre. Mais l'imprimerie a répandu partout ses ouvrages : les saines traditions ne peuvent plus se perdre; les travaux des anatomistes comme Vésale, Eustachi, Fallopia, ont vulgarisé la connaissance du corps humain, et tous ces matériaux accumulés n'attendent que l'occasion d'être utilisés. Enfin le vieux monde s'écroule sous le souffle du génie de Descartes et le XVIIIe siècle voit apparaître des hommes comme J.-L. Petit, Desault, Louis; Hunter, auxquels succèdent, au commencement du nôtre, les Boyer, les Dupuytren, les Velpeau, les Malgaigne, etc.

Leurs travaux sont considérables, les progrès qu'ils réalisèrent sont importants, et chacun a droit à notre souvenir; mais nous avons hâte d'arriver aux grandes découvertes contemporaines, découvertes capitales qui dominent aujourd'hui toute la chirurgie. Nous voulons parler de l'*anesthésie*, de l'*hémostase*, et enfin des travaux de M. Pasteur dont le *pansement antiseptique* est une des conséquences.

Voyons rapidement l'histoire de chacune de ces découvertes.

Anesthésie chirurgicale. — La prophylaxie de la douleur dans les opérations a été de tout temps l'objet de recherches qui, jusque vers le milieu de notre siècle, n'avaient abouti qu'à des moyens à peu près illusoires, tels que la compression ou l'administration de médicaments plus ou moins soporifiques.

En 1839, Velpeau disait dans son *Traité de médecine opératoire* : « *Éviter la douleur dans les opérations est une chimère qu'il n'est plus permis de poursuivre aujourd'hui. Instrument tranchant et douleur sont deux mots qui ne se présentent point l'un sans l'autre à l'esprit des malades et dont il faut nécessairement admettre l'association.* »

Quelques années plus tard, en 1847, l'illustre chirurgien reconnaissait lui-même son erreur dans un long rapport à l'Académie des sciences, sur les résultats merveilleux qu'il venait d'obtenir au moyen de l'*éthérisation*, découverte nouvelle qui faisait grand bruit. « *De ce que j'ai vu jusqu'à présent,* disait-il, *de l'examen sérieux des faits, il résulte que l'inhalation de l'éther va devenir la source d'un nombre infini d'applications d'une fécondité tout à fait inattendue, une mine des plus riches où toutes les branches de la médecine ne tarderont pas à puiser à pleines mains. Elle sera le point de départ de notions si variées et d'une valeur si grande à quelque point de vue qu'on les envisage, qu'il m'a paru nécessaire d'en saisir dès à présent l'Académie des sciences, et que je me demande si l'auteur d'une si remarquable découverte ne devrait pas être bientôt lui-même l'objet de quelques attentions dans le sein des Sociétés savantes.* »

Déjà Jobert de Lamballe et Malgaigne, à l'hôpital Saint-Louis, avaient expérimenté la nouvelle méthode qui se répandit rapidement dans le monde entier, malgré des insuccès nombreux, quelques désastres même, et les protestations de plusieurs savants, de Magendie en particulier, qui taxait ces expériences « *d'excès imprudents, contraires à la morale et à la sécurité publiques.* »

D'où venait cette précieuse découverte? Comme la plupart des inventions, celle de l'anesthésie par l'inhalation de vapeurs médicamenteuses n'est pas l'œuvre d'un seul homme. Le premier pas fut fait dès 1799 par Humphry Davy, qui découvrit les propriétés exhilarantes et anesthésiques du protoxyde d'azote. Il signala le premier l'avantage que l'on pourrait retirer de cette propriété, dans les opérations. Mais il se borna à quelques expériences de laboratoire, et ce n'est que beaucoup plus tard qu'un obscur dentiste du comté de Connecticut, Horace Wels, reprenant l'étude de ce gaz un peu oublié, en fit la première application chirurgicale. Après un certain nombre d'expériences heureuses sur lui-même et dans sa clientèle privée, il tenta une expérience publique dans le service de chirurgie du professeur Warren, de Boston. Il s'agissait d'une simple extraction de dent : l'échec fut complet, l'inventeur bafoué, et le protoxyde d'azote retomba dans l'oubli. Ceci se passait en 1844. Deux ans plus tard, le docteur Jackson, de Boston, après avoir constaté sur lui-même l'action anesthésique des vapeurs de l'éther sulfurique dont l'emploi était déjà assez répandu en Amérique comme antispasmodique, conseilla à un dentiste nommé Morton, qui ne connaissait d'ailleurs de l'éther ni le nom ni les propriétés, d'employer cet agent pour l'extraction des dents. Morton suivit ses conseils et obtint les plus grands succès. Puis, toujours sur les instigations de Jackson, il proposa au même docteur Warren qui avait déjà, deux ans auparavant, laissé expérimenter le protoxyde d'azote dans son service d'hôpital, d'employer ce moyen dans une grande opération chirurgicale ; ce qui fut accepté.

Cette première expérience fut faite publiquement le 14 octobre 1846. Il s'agissait cette fois de l'ablation d'une tumeur volumineuse du cou : le malade ne bougea pas, et, l'opération terminée, il affirma n'avoir rien senti.

Ce fut un véritable enthousiasme. Les expériences se succédèrent rapidement et, malgré les efforts de Morton qui prétendait s'approprier l'honneur et surtout les bénéfices de la découverte, en la tenant secrète et en prenant un brevet, le bruit s'en répandit bientôt jusqu'en Europe; si bien que, quelques mois après, chirurgiens français et anglais l'expérimentaient simultanément, partout avec le même succès.

Les physiologistes français Gerdy, Serres, Longet, Flourens se mirent à l'œuvre et, tout en étudiant les effets physiologiques de l'éther sulfurique et son mode d'action sur les centres nerveux, cherchèrent si d'autres substances ne jouiraient pas des mêmes propriétés anesthétiques. C'est ainsi que, dans cette même année 1847, Flourens signala à l'Académie des sciences les propriétés analogues des éthers chlorhydrique, acétique et oxalique ; puis celles d'un corps fort peu connu alors, le *chloroforme*. Il précisa les effets de cette nouvelle substance ; mais tout cela se bornait à des expériences faites sur des animaux, et l'on n'attacha pas à sa communication l'importance qu'elle méritait.

Ce fut un chirurgien anglais, le docteur Simpson, qui fit la première application du chloroforme à l'homme, et, moins d'une année après la découverte de l'éthérisation, il venait à la Santé médicale d'Édimbourg, établir, par un grand nombre de faits, la supériorité de ce nouvel agent. Cette communication eut un grand retentissement et dès lors l'éther sulfurique fut détrôné. Le chloroforme conquit ainsi d'un seul coup la place qu'il méritait et qu'il occupe encore aujourd'hui : les chirurgiens n'osent plus maintenant aborder leurs patients sans ce précieux philtre, et les accoucheurs eux-mêmes s'évertuent à atténuer avec lui la fatale condamnation biblique qui dit à la femme : « *Tu enfanteras dans la douleur!* »

Terminons en signalant les efforts tentés dernièrement par M. Paul Bert pour la réhabilitation du protoxyde d'azote. Ce gaz, employé pur, est un puissant anesthésique ; mais ses effets sont de très courte durée, et si l'on continue les inhalations pendant plus de deux minutes le patient est en danger d'asphyxie. Il fallait donc trouver le moyen de lui conserver ses propriétés anesthésiques sans qu'il fût asphyxique, et de pouvoir l'administrer, comme l'éther et le chloroforme, en quelque sorte indéfiniment, pour les opérations de longue durée.

M. Paul Bert y arriva par le raisonnement suivant : supposons que pour obtenir l'anesthésie il faille inspirer un litre de protoxyde par seconde. Si l'on fait un mélange de ce gaz, à parties égales, avec de l'air atmosphérique, le danger de l'asphyxie sera écarté, mais chaque litre du mélange ne représentera plus qu'un demi-litre de gaz hilarant et l'anesthésie n'aura pas lieu. Si maintenant nous mettons le mélange sous une pression de deux atmosphères, un litre représentera un litre de protoxyde et un litre d'air, de sorte que le malade pourra inhaler, en une seconde, la quantité de gaz nécessaire pour produire l'anesthésie et la quantité d'air suffisante pour éviter l'asphyxie. Mais il est impossible de faire supporter aux vésicules pulmonaires, sans les faire éclater, une pression de deux atmosphères, la pression extérieure n'étant représentée que par celle de l'air ambiant. Il fallait donc placer le patient dans des conditions telles que la pression extérieure fût égale à celle du gaz inhalé. M. Paul Bert réalisa le problème au moyen d'une vaste cloche parfaitement close dans laquelle se placent le malade et les opérateurs munis d'un ballon de caoutchouc contenant un mélange de protoxyde d'azote et d'air ou d'oxygène; on y comprime de l'air jusqu'à ce que patient, opérateurs et mélange gazeux se trouvent sous une pression de deux atmosphères.

Cet appareil très coûteux, employé depuis quelques années par le docteur Péan à l'hôpital Saint-Louis, permet de prolonger l'anesthésie aussi longtemps qu'il est nécessaire sans danger d'asphyxie; mais la nécessité pour l'opérateur et ses aides de se tenir renfermés dans cet étroit espace, sous une pression pareille, n'est pas exempte d'inconvénients ni même de dangers, de sorte que les inventeurs eux-mêmes semblent l'abandonner aujourd'hui pour revenir au chloroforme un moment délaissé.

Hémostase. — L'hémorrhagie est le grand danger des opérations, et nous avons vu comment Ambroise Paré y remédia par la ligature des artères. Sans vouloir diminuer l'éclat de la découverte du grand chirurgien du XVIe siècle, nous croyons devoir signaler un certain nombre de *procédés hémostatiques* nouveaux qui viennent compléter cette découverte et, dans beaucoup de cas, rendent les plus incontestables services; tels sont l'*appareil d'Esmarch*, le *thermo-cautère de Paquelin*, l'hémostase provisoire au moyen des *pinces hémostatiques*, la *torsion des artères*, et enfin les *ligatures au catgut.*

L'appareil d'Esmarch a seulement pour objet l'hémostase provisoire et est applicable à toutes les opérations qui se pratiquent sur les membres. Il se compose d'une longue bande de caoutchouc large de trois travers de doigt environ, et d'un fort tube de même substance. La bande est enroulée et serrée sur tout le membre, en commençant par son extrémité, de façon à refouler vers le tronc le sang contenu dans les vaisseaux. Le tube de caoutchouc est ensuite appliqué circulairement à la racine du membre et fortement serré, de sorte que le cours du sang est interrompu dans les artères. Alors, la bande est enlevée et le membre apparaît avec une teinte cadavérique : il est complètement exsangue et l'opérateur peut agir avec autant de facilité que sur le cadavre. Une fois les ligatures faites ou le tamponnement établi (dans l'évidement des os, par exemple), le tube circulaire est enlevé, non pas lentement, mais brusquement, et alors se produit quelquefois, il faut bien le dire, une hémorrhagie en nappe due à la paralysie des vaisseaux; il sera facile de l'arrêter soit par la torsion ou la ligature des petits vaisseaux qui avaient échappé à la ligature préalable, soit par la compression.

Disons aussi que ce procédé ne doit pas être employé dans les cas où l'on pourrait craindre le refoulement d'agents infectieux, par exemple dans le cas de décollements avec suppuration plus ou moins fétide.

Le *thermo-cautère du docteur Paquelin,* d'invention toute moderne, est sans contredit un des plus ingénieux et des plus utiles instruments de l'arsenal chirurgical. « A chaleur permanente et gouvernable, à rayonnement très faible, il se prête par la variété de ses formes à tous les besoins de la chirurgie ignée; » mais un de ses principaux avantages est son pouvoir hémostatique. Chauffé au rouge sombre, et pouvant être maintenu à cette température aussi longtemps qu'il est nécessaire, il permet d'aborder les tumeurs les plus vasculaires, de pratiquer de véritables amputations, sans craindre l'hémorrhagie. Il y a loin de ce cautère auquel on peut donner les formes les plus variées, couteaux, pointes, ciseaux, et qui peut traverser les liquides et les tissus organiques sans s'éteindre, à l'ancien cautère actuel !

L'usage des *pinces hémostatiques* dont Péan est sinon l'inventeur du moins le vulgarisateur, devient de plus en plus fréquent et facilite singulièrement les opérations. A mesure qu'un vaisseau est divisé, il est saisi et fermé par une pince qu'on laisse en place, et l'opérateur peut continuer son œuvre sans s'arrêter : économie de temps et de sang. L'opération terminée, chacune des pinces est remplacée par une ligature. Comment arriver à enlever ces vastes tumeurs dans lesquelles chaque coup de bistouri amène un jet de sang artériel, comment pratiquer les ovariotomies, sans cette précieuse ressource?

La *torsion des artères* comme moyen de les oblitérer, après les amputations, n'est pas une invention récente. Elle a été employée dès 1829 par Thierry, mais fut remise en honneur seulement dans ces dernières années par Tillaux, chirurgien de l'hôpital Lariboisière. Voici comment il procède : il isole le bout de l'artère avec soin, puis le saisit suivant son axe, avec une pince à verrou et à larges mors; ensuite il fait exécuter lentement à l'instrument un certain nombre de tours, jusqu'à ce que le bout saisi par les mors de la pince se détache. Par cette manœuvre, les deux tuniques internes du vaisseau sont rompues, décollées et refoulées jusqu'à une certaine hauteur; la tunique externe qui a seule résisté se trouve fortement tordue et achève l'oblitération. Ce procédé a l'avantage considérable de supprimer la présence de corps étrangers dans la plaie, mais est-il aussi sûr qu'une bonne ligature? Tillaux l'affirme et ne craint pas de l'appliquer même aux artères de gros calibre. Quant à nous, sans nier l'excellence du procédé, nous ne croyons pas qu'il donne la même sécurité que la ligature, car une altération de l'artère ou une simple faute d'exécution peuvent le faire échouer. Nous croyons que la torsion ne doit pas être dédaignée, qu'elle peut rendre de grands services, mais qu'elle doit être réservée, autant que possible, aux petites artères. Ceci nous semble d'autant plus juste que le principal avantage de la torsion, la suppression des corps étrangers dans les plaies, peut être réalisé par l'emploi des ligatures au catgut.

Le *catgut*, qui n'est autre chose que la corde à boyau ou corde à violon, fait partie du pansement antiseptique et son emploi est dû à Lister. Pour le rendre propre aux usages chirurgicaux, on doit le laisser macérer pendant plusieurs mois dans de l'huile phéniquée. Ainsi préparé il devient absolument aseptique et a acquis la propriété de pouvoir séjourner dans les tissus où il peut même disparaître peu à peu, sans amener de suppuration. La ligature au catgut étreint le vaisseau sans le couper et sans amener l'élimination de son extrémité; de sorte que, dans un moignon, après avoir fait les ligatures avec cette substance et les avoir coupées ras, on peut fermer la plaie et obtenir la réunion par première intention. Des ligatures perdues peuvent être laissées en grand nombre dans la cavité péritonéale, sans amener le moindre accident; après les ovariotomies, le pédicule peut être lié en plusieurs parties avec le catgut et abandonné dans l'abdomen; de même, dans l'opération de la hernie étranglée, l'épiploon peut être lié, réséqué et réduit, les perforations intestinales peuvent être oblitérées au moyen du catgut et l'intestin rentré dans le ventre. L'emploi de cette substance n'est donc pas un des moindres avantages de la chirurgie antiseptique à laquelle nous arrivons maintenant.

Pansement antiseptique. — Le pansement antiseptique est né des découvertes de l'illustre savant français auquel l'État vient d'accorder une pension à titre de récompense nationale, M. Pasteur. C'est lui, en effet, qui le premier démontra d'une façon positive l'existence de germes de toute espèce dans l'atmosphère que nous respirons. Toutes les maladies épidémiques ou contagieuses, tous les accidents septicémiques qui viennent si souvent compliquer les plaies, n'auraient pas d'autre origine que l'atmosphère. Il démontra aussi que l'air pur, complètement privé de germes, n'a pas d'action nocive et que les fermentations elles-mêmes y sont impossibles. Mais cette condition ne se trouve pas réalisée dans la nature: ce n'est que par des procédés artificiels qu'on peut y arriver. Les germes se rencontrent partout, dans les plus hautes régions de l'atmosphère comme dans les plus basses; mais, tandis qu'ils sont rares dans les premières, ils pullulent dans les lieux bas, encombrés et viciés par l'agglomération d'individus sains ou malades, où ils n'attendent que l'occasion pour exercer leurs ravages. C'est ainsi que s'expliquerait la mortalité terrible qui frappe nos blessés dans la plupart des grands hôpitaux, surtout en temps de guerre.

La cause du mal étant signalée, restait à trouver le remède. Divers modes de pansement furent imaginés pour empêcher le contact de l'air avec les plaies; je vous citerai seulement le plus célèbre, celui d'un chirurgien français, le pansement ouaté d'Alphonse Guérin, qui donna des résultats superbes à côté d'effets désastreux et eut son heure de succès.

La plaie ou le moignon étaient enveloppés dans une couche énorme de ouate dépassant de beaucoup les limites du mal, de sorte que l'air ne pouvait y arriver qu'après avoir traversé cette épaisseur et avoir subi une sorte de filtration. Les germes n'étaient pas tués, mais on pensait se mettre hors de leur portée. Ce pansement était laissé en place pendant plusieurs semaines et il arrivait, lorsqu'on le levait, qu'on trouvait une cicatrisation presque complète, mais aussi quelquefois de vastes suppurations fétides, des décollements énormes, des désordres irréparables! En réalité, ce procédé n'empêchait pas l'accès de l'air ni le développement des microbes, mais il procurait l'immense avantage des pansements rares et celui d'exercer une pression douce et uniforme sur les moignons.

C'est à un chirurgien d'Édimbourg, le docteur Lister, que l'on doit la découverte du pansement véritablement antiseptique qui devait détrôner le pansement ouaté et tous les autres.

Basé sur une théorie scientifique qui équivaut presque à une certitude et contrôlé par l'expérience, le pansement de Lister constitue une véritable *méthode chirurgicale* : il a modifié profondément la marche habituelle de la cicatrisation des plaies, fait disparaître leurs plus graves complications, permis des audaces inconnues.

C'est en 1865 que Lister commença ses recherches qui, après quelques tâtonnements, aboutirent au pansement tel qu'il est pratiqué aujourd'hui. C'est en 1876 seulement que la méthode fut introduite en France par Lucas Championnière qui, après en avoir fait une étude approfondie dans le service même du professeur Lister à Edimbourg, en fit la première application à l'hôpital temporaire. Il fut d'abord raillé, mais on dut bientôt se rendre à l'évidence. Plusieurs chirurgiens des hôpitaux de Paris l'essayèrent à leur tour et en devinrent en peu de temps les plus ardents propagateurs. Aujourd'hui le pansement de Lister ne trouve plus en France que de très rares adversaires dominés surtout par l'esprit de contradiction.

Pour bien comprendre l'importance de cette découverte, il faut se pénétrer de ce principe nouveau que, même sans réunion par première intention, la suppuration n'est pas la condition *sine qua non* de la réparation des tissus; que loin de rechercher la production de ce pus épais, crémeux, de ce *pus louable* que, naguère encore, nos maîtres se plaisaient à nous faire admirer, il faut tout faire pour l'éviter, et qu'on peut y arriver par la méthode antiseptique [1].

D'après Lister, les causes productrices du pus sont de trois sortes :

1° L'irritation directe par les germes contenus dans l'atmosphère;

2° L'excès de tension des tissus;

3° L'irritation directe des tissus par la présence de corps étrangers.

A ces trois ordres de causes, le professeur d'Edimbourg oppose les différents procédés qui suivent et qui constituent la méthode nouvelle.

Le premier point, la destruction des germes, est l'indication capitale et les soins qu'il y prend sont multiples :

Avant l'opération on purifie la région sur laquelle on doit opérer; on purifie également les instruments, tous les objets qui doivent entrer en contact avec la plaie, et aussi les mains du chirurgien et de ses aides. Ces lavages se font à l'aide de solutions d'acide phénique au centième ou au vingtième.

Pendant l'opération il faut autant que possible purifier l'air

[1] Voir Lucas Championnière : *De la chirurgie antiseptique.*

qui va se trouver en contact avec les tissus divisés. Pour cela Lister imagina de produire autour de la plaie une atmosphère antiseptique, au moyen de pulvérisateurs qui maintiennent la plaie et les mains de l'opérateur dans un nuage phéniqué. Enfin toutes les surfaces sanglantes sont lavées avec une solution phéniquée forte, afin de détruire les germes qui, malgré les précautions prises, seraient venus s'abattre sur la plaie.

Après l'opération la plaie est mise à l'abri des germes par une couche épaisse de gaze imprégnée d'acide phénique et dite *gaze antiseptique*. Une enveloppe imperméable, le *mackintosh,* recouvre cette gaze : elle maintient cette atmosphère phéniquée et est aussi un obstacle au contact de l'air extérieur.

La seconde cause productrice du pus, l'excès de tension des tissus, est évitée au moyen du drainage, qui facilite l'écoulement des liquides et dont l'invention revient à Chassaignac. Un ou plusieurs tubes à drainage sont placés debout, dans les points déclives, toutes les fois que le traumatisme est important et qu'on a lieu de s'attendre à une production de liquide assez abondante. Les tubes sont en caoutchouc, en aluminium ou même en os décalcifiés et resorbables.

La troisième cause, l'irritation de la plaie, est écartée par la réunion immédiate au moyen de points de suture superficiels en nombre suffisant et au besoin par une suture profonde qui maintient les surfaces saignantes en contact dans toute leur étendue et évite la production de clapiers. Les bords de la plaie sont protégés eux-mêmes contre l'irritation due au contact prolongé de l'acide phénique, au moyen d'un mince taffetas, inattaquable par cet acide et placé directement sur la plaie, c'est le *protective*. Enfin, les ligatures d'artères autrefois cause d'irritation constante et obstacle à la réunion par première intention, sont devenues inoffensives au moyen du catgut qui, ainsi que nous l'avons vu, peut être abandonné dans la plaie et résorbé.

Ainsi pratiqué dans toute sa rigueur, le pansement antiseptique permet d'éviter la suppuration dans beaucoup de cas, éloigne les complications des plaies, amène une guérison rapide.

Telles sont, Messieurs, les grandes découvertes qui font de notre siècle une véritable époque de Renaissance, comparable à celle d'Ambroise Paré.

La douleur tue comme l'hémorrhagie, a dit Dupuytren : l'anesthésie a supprimé la douleur. Les malheureux qui viennent demander le secours de notre art, peuvent désormais se livrer sans crainte; ils n'ont plus à hésiter entre la mort et ces tortures dignes de l'Inquisition, qui rendaient beaucoup d'opérations impraticables et auraient fait reculer les plus courageux. Aujourd'hui ils partent pour le pays des rêves, et, à leur réveil, ils se trouvent débarrassés de la tumeur qui menaçait de les étouffer, du membre pourri qui buvait leur sang et leur vie. Le mot d'Hippocrate n'est-il pas vrai?

Divinum est opus sedare dolorem.

Le chirurgien lui-même trouve un avantage immense à l'anesthésie. Non seulement il n'est plus troublé par les cris et les mouvements du patient, mais il n'a plus besoin de cette dextérité, de cette rapidité, indispensables autrefois pour éviter aux malades de trop longues souffrances. Il en est résulté également des modifications nombreuses dans la pratique chirurgicale : les méthodes lentes et précises ont remplacé, dans beaucoup de cas, les anciens procédés opératoires, véritables tours d'adresse, beaucoup plus brillants, mais aussi moins sûrs et surtout moins à la portée de tous. Grâce à l'anesthésie, tout le monde peut devenir chirurgien.

Aujourd'hui que l'on ne répand plus le sang à profusion et qu'on en connaît le prix, surtout après les opérations, l'importance de la méthode d'Esmarch, dans les amputations, n'est pas discutable. N'est-ce pas une belle découverte, celle qui permet de retrancher un membre sans répandre une goutte de sang, bien plus, de faire refluer vers le cœur le sang contenu dans ce membre et de le faire servir ainsi à la nutrition et à la réparation du moignon? Quel avantage aussi pour le chirurgien qui, pris au dépourvu, comme il arrive souvent, entouré d'aides inexpérimentés, était obligé de confier l'hémostase à ces aides qui tenaient ainsi, sous leurs doigts fatigués et malhabiles, la vie du blessé! Maintenant, un solide tube de caoutchouc assure cette hémostase aussi complètement et aussi longtemps qu'il est nécessaire, de sorte que le chirurgien peut pratiquer seul, et en toute sécurité, la plupart des amputations.

Enfin, Messieurs, le pansement antiseptique si discuté, si méprisé à ses débuts et si universellement adopté aujourd'hui, est certainement une des plus belles applications des découvertes de M. Pasteur. Il met le blessé à l'abri de tous les miasmes, de tous les germes, des microbes plus ou moins infectieux, bactéries et vibrions, qui l'enveloppent et le menacent, et est devenu, par cela même, la cause d'un abaissement considérable dans la mortalité des opérés, surtout dans nos hôpitaux. Il a été aussi le signal de nouvelles audaces et d'une véritable transformation dans l'art chirurgical : les opérations les plus osées, les plus invraisemblables sont tentées aujourd'hui et souvent couronnées de succès, grâce à la méthode antiseptique. On ne craint plus d'ouvrir largement les vastes collections purulentes et même les grandes articulations; l'ovariotomie, les résections articulaires sont devenues des opérations courantes; la néphrotomie, l'hystérotomie, la splenotomie ont été tentées avec succès. Tous les accidents de septicémie sont écartés : l'infection purulente et la pourriture d'hôpital ont complètement disparu des hôpitaux réputés les plus insalubres; si bien que vous, jeunes élèves, vous n'avez plus guère l'espoir de les observer et serez réduits à étudier dans vos livres, comme des curiosités historiques, ces terribles affections qui firent le désespoir de vos devanciers.

Naguère encore, au milieu de nos désastres de 1870, combien de victimes n'ont-elles pas faites parmi nos soldats épuisés, dans nos ambulances étroites, dans nos hôpitaux encombrés! La plupart de nos amputés mouraient d'infection purulente; beaucoup qui entraient à l'hôpital pour une blessure légère, étaient pris également, et nous, dès qu'apparaissaient les premiers symptômes de la septicémie, nous étions obligés de nous avouer vaincus, réduits au rôle de simples spectateurs!

Vous voyez, Messieurs, quelle transformation a subie la chirurgie dans ces dernières années, quel pas immense elle a fait. Nos chirurgiens modernes peuvent toujours dire avec Ambroise Paré :

Je le pansay, Dieu le guarist,

s'ils ont sa foi ardente et surtout sa modestie; mais aussi, ils peuvent avoir le légitime orgueil d'avoir largement étendu leur pouvoir : ils ont vaincu la douleur, ils sont les maîtres du torrent circulatoire dont ils ne craignent plus d'ouvrir les plus grandes artères comme les réseaux les plus tenus et les plus serrés, enfin ils ont singulièrement empiété sur le domaine de la mort en lui enlevant son arme la plus puissante contre nos malheureux blessés, la septicémie.

Nélaton disait qu'il faudrait élever une statue d'or à celui qui trouverait le moyen de supprimer l'infection purulente. Le moyen est trouvé : Pasteur et Lister se partagent la gloire de la découverte. La statue d'or, c'est l'argile fouillée par la main d'un homme comme David; ils l'auront un jour, Messieurs, et viendront prendre place, auprès des Bichat et des Paré, parmi les bienfaiteurs des hommes.

Dr G. MAREAU.

5 novembre 1883.

ANGERS. — IMPRIMERIE LACHÈSE ET DOLBEAU.

www.ingramcontent.com/pod-product-compliance
Ingram Content Group UK Ltd.
Pitfield, Milton Keynes, MK11 3LW, UK
UKHW020407250726
13967UKWH00006B/2514

9 782013 048743